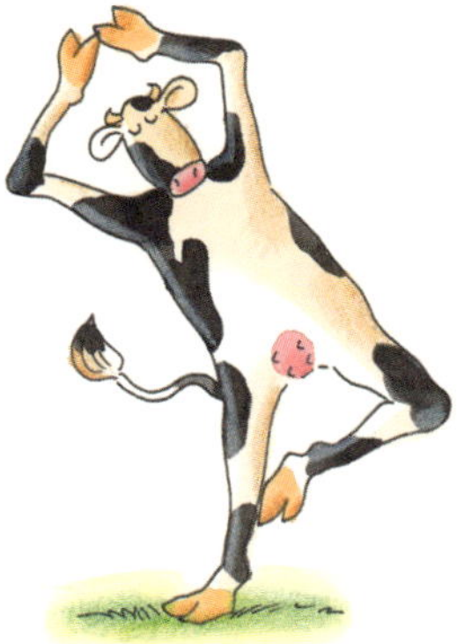

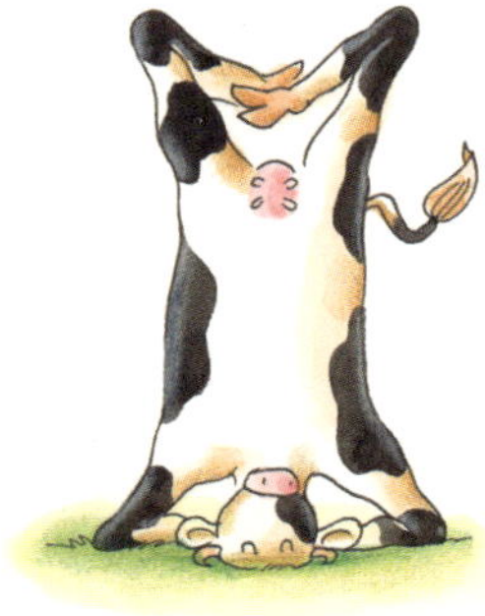

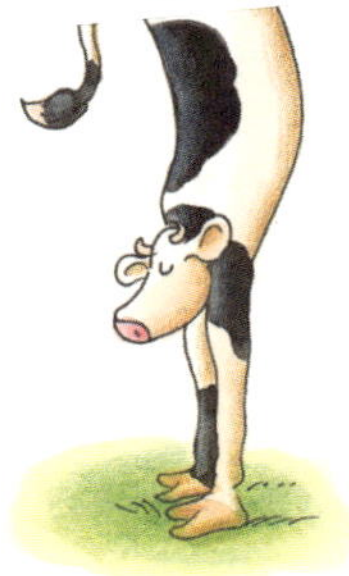

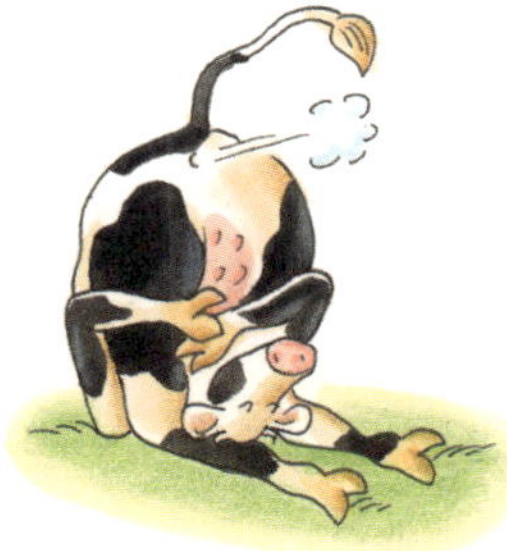

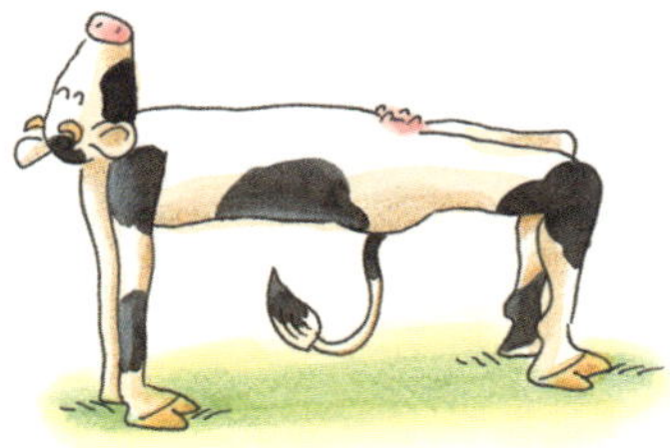

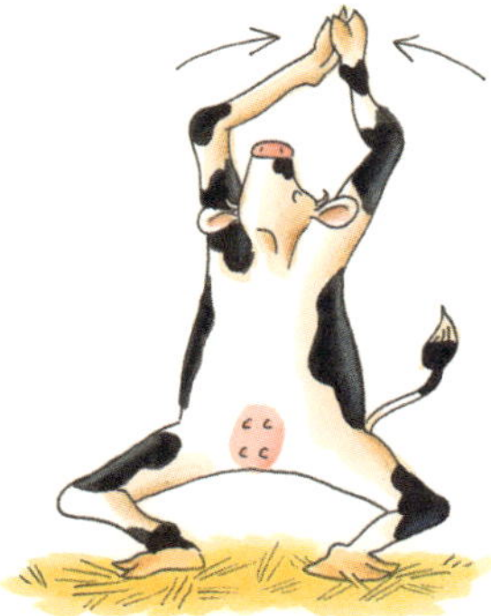

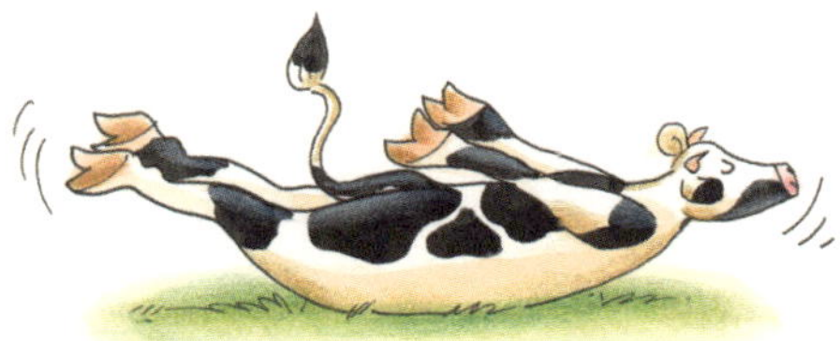

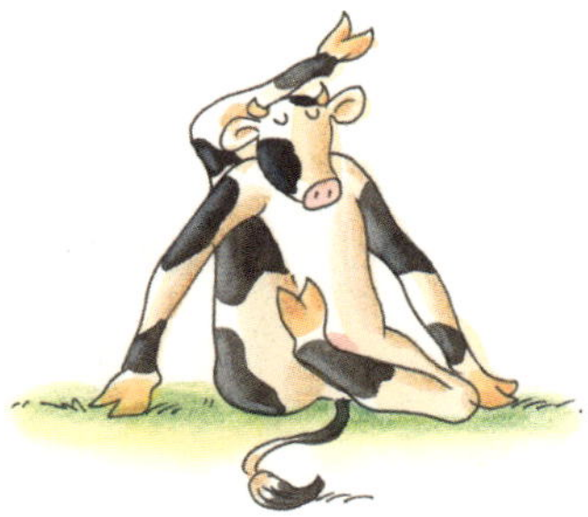

Klaus Puth, Jahrgang 1952, wollte ursprünglich Zoologe werden und hat bis heute ein besonderes Faible für (gezeichnete) Tiere. Er veröffentlichte zahlreiche Geschenkbücher (u. a. *Gans verliebt* und *Gans im Glück*). Zuletzt erschien von ihm: *Yoga für Kühe* (Herbst 2007). Klaus Puth lebt mit seiner Frau und seinen beiden Kindern in Mühlheim bei Offenbach bei Frankfurt am Main.

2 3 4 09 08

Umschlaggestaltung: Christiane Hahn
unter Verwendung mehrerer Zeichnungen von Klaus Puth
Layout und Satz: Susanne Reeh
Druck und Bindung: Fuldaer Verlagsanstalt, Fulda
ISBN 978-3-8218-6039-8

Eichborn Verlag, Kaiserstraße 66, 60329 Frankfurt am Main
Mehr Informationen zu Büchern und Hörbüchern aus dem Eichborn Verlag finden Sie unter www.eichborn.de

Klaus Puth

Pflücke den Klee

Lebenshilfe mit den Yoga-Kühen

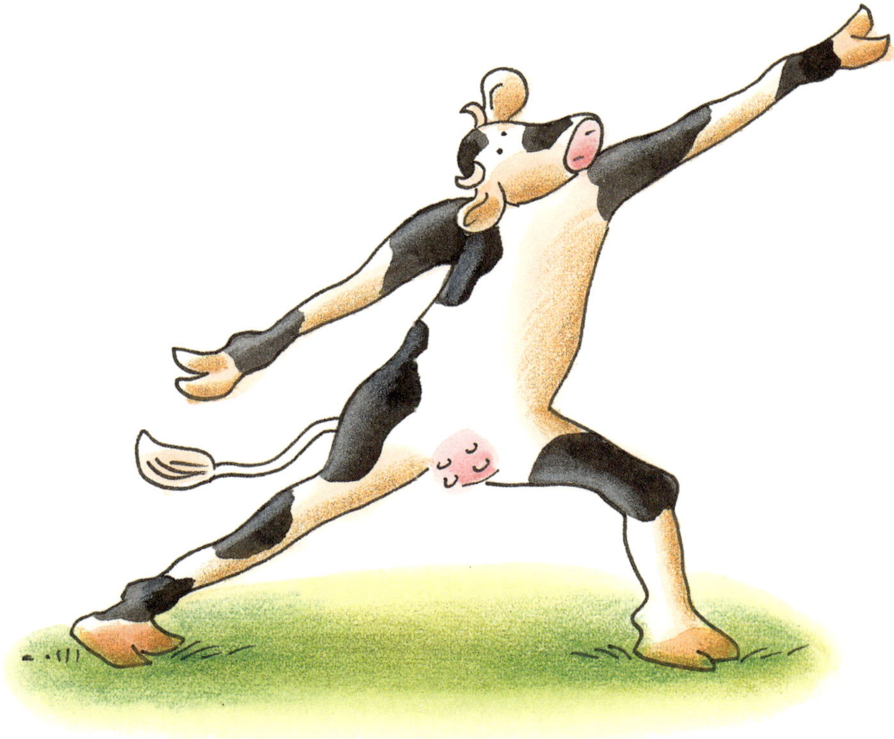

Den ersten Schritt tun

Eichborn

Vorwort

»Er hat auf uns gewartet!«
Gundl schaut mich vielsagend an, als wir am frühen Morgen langsam hinter dem Traktor des Bauern auf unsere Weide trotten.
Die Sonne geht eben hinter dem Hügel auf, und auf den Grashalmen glitzert der Tau. Es ist kühl.

Erich, selbsternannter Herr der Weide, steht jenseits des Zaunes und sieht aus, als hätte er die Nacht durchgemacht. Seine Augen sind rotgerändert, er kann sich kaum auf den Beinen halten und seine Hufe scharren nervös im nassen Gras.
»Da schau her«, spottet Elsie und schüttelt verwundert den Kopf, »unser Weidemacho, ein Häufchen Elend auf vier Beinen ...«

Kein Wunder! Schließlich hatte sich am Tag davor Seltsames und Unerhörtes zugetragen auf unserer schönen Sommerwiese. Nelli, unsere Nelli, die hübscheste und coolste von uns allen, hatte sich plötzlich ganz merkwürdig benommen. Erst stand sie minutenlang bewegungslos auf einem Bein. Dann hatte sie sich auf die Wiese gehockt, ihre Beine seltsam verknotet und so und mit geschlossenen Augen eine kleine Ewigkeit auf einem Fleck gesessen. Und wir, ihre besten Freundinnen, hatten erst verständnislos zugeschaut und es dann mit der Angst bekommen. War Nelli verrückt geworden oder krank oder was ...?
Sie aber hatte uns beruhigt, hatte uns von Übungen erzählt, die sie entspannten und die ihr offenbar sehr gut taten, denn sie sah ausgeglichener aus danach, glücklicher. Und wir hatten ein neues Wort gelernt, ein fremdes, seltsames Wort, das wir nie zuvor gehört hatten: Yoga.
Und Erich? Naja, der hatte von jenseits des Zauns nur die Hälfte mitbekommen und sich vermutlich die ganze Nacht das Hirn zermartert. Über Nelli und uns. Vor allem wohl über Nelli. Denn Elsie, die für so etwas eine feine Nase hat, war sich schon lange sicher gewesen: »Erich ist verknallt in unsere Nelli! Glaubt mir, ich weiß, wovon ich rede.«

Jetzt stehen wir alle in der Morgensonne im Halbkreis und Nelli blickt von einer zur anderen:
»Ich hatte euch ja versprochen, dass wir heute mit den ersten Übungen anfangen. Mildred, wie heißt das neue Wort?«
Mildred glotzt erschrocken.
»Moga?«

»Y o g a , Mildred, Yoga. Wir beginnen mit der entspannten Grundhaltung.«
Alle versuchen wir, Nellis Anweisungen zu folgen. Das geht natürlich nicht ohne Gelächter und kleine Unfälle ab, und es ist schwerer, als es zunächst aussieht.
Aus dem Augenwinkel beobachte ich Erich, der immer noch unverwandt zu uns rüberstarrt.
»Erich platzt vor Neugier«, flüstere ich Linda zu.

Beim »Morgengruß« schlafen mir zum ersten Mal die Beine ein.
Diesmal bin ich fast dankbar für die Unterbrechung, als Erichs durchdringender Bass über die Weide dröhnt:
»Kann mir vielleicht auch mal jemand was erklären?«
Nelli lächelt in unsere Runde: »Kleine Pause,« sagt sie und schlendert gemächlich zum Weidezaun.

Elsie hält es nicht lange aus:
»Was quasseln die denn da so lange?« schnaubt sie und tänzelt nervös von einem Bein aufs andere.
Aber die beiden stehen zu weit weg, wir können sie leider nicht hören.
Wir sehen nur, dass sie eindringlich miteinander reden.
Erich pflückt etwas von der Wiese und reicht es Nelli vorsichtig über den Zaun.
»Hast du das gesehen, hast du das gesehen!? Er hat ihr was gegeben. Erich hat Nelli ...! Was hat er ihr denn gegeben ...?«
Jetzt schreien alle durcheinander und keiner merkt in dem Lärm, dass Nelli plötzlich wieder mitten in unserer Gruppe steht.
Sie lächelt amüsiert und wartet, bis wir uns einigermaßen beruhigt haben.
»Hat er dich belästigt?« fragt Gundl und guckt so grimmig wie möglich.
»Eigentlich nicht,« sagt Nelli, »er möchte auch Yoga lernen und ... er hat mir etwas ... geschenkt ...«
»Erich will Yoga lernen?« Hilde bricht in schallendes Gelächter aus, verschluckt sich und bekommt einen Hustenanfall. »Das ist doch nicht dein Ernst!«
Ich warte bis Hilde sich wieder im Griff hat. »Was hat er dir geschenkt?«
Nelli senkt verlegen den Kopf und zeigt es uns.
Plötzlich ist es ganz still auf der Kuhweide. Selbst Hilde hat es die Sprache verschlagen.
Linda unterbricht als Erste die Stille.
»Das ist ja der Hammer,« sagt sie und ihre Stimme klingt heiser.
»Nein«, widerspricht Mildred und macht wieder ihr wichtiges Gesicht, »das ist ein Kleeblatt.«
»Ein vierblättriges Kleeblatt,« ergänzt Gundl und grinst. »Ein Glücksbringer. Erich hat Nelli einen Glücksbringer geschenkt. Nachtigall, ick hör dir trapsen!«

Hilde beugt sich zu mir rüber. «Kein Zweifel!« flüstert sie mir ins Ohr, aber sie flüstert so laut, dass alle es hören: «Kein Zweifel: Erich hat Nelli ein Kleeblatt gepflückt und das bedeutet: Er ...!«
»Das bedeutet, dass er ein Kavalier ist und sich bei mir bedankt hat.«
Nelli blickt ernst in die Runde, dann fängt sie an zu lachen:
»Ihr seid Kindsköpfe! Erich weiß jetzt auch, was Yoga ist. Er findet das sehr spannend und im Übrigen ... Die Pause ist zu Ende!«

Als wir schon wieder im Halbkreis stehen, gibt Mildred einen erstaunten Laut von sich und deutet mit dem Kopf über den Zaun.«Seht mal!«
Erich steht mit gespreizten Beinen auf seiner Wiese, den Kopf hat er fast bis zum Boden gesenkt.
»Das ist eine einfache Übung,« erklärt Nelli, »die werden wir jetzt auch gleich probieren. Sie heißt: Sich in die Wiese öffnen.«

Gundl zwinkert mir verstohlen zu »Natürlich,« brummt sie spöttisch, »Sich in die Wiese öffnen. Aber vielleicht sucht er ja vierblättrige Kleeblätter! Dann heißt die Übung allerdings: Pflücke den Klee.«

Den Morgen begrüßen

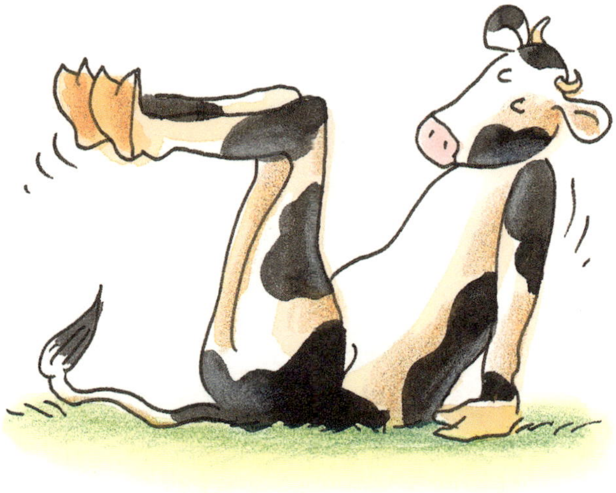

Den rechten Winkel finden

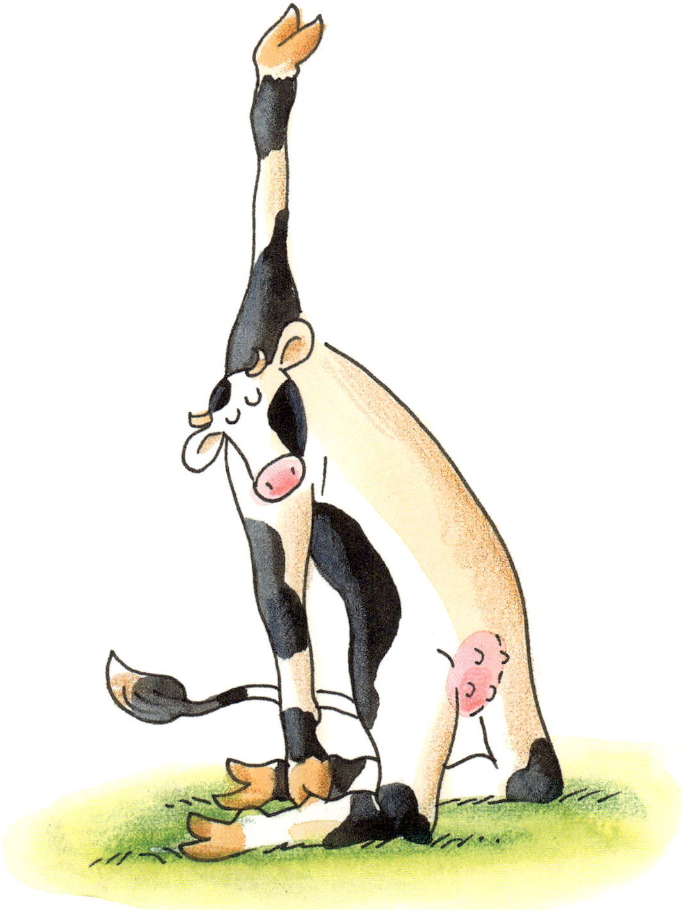

Himmel und Erde verbinden

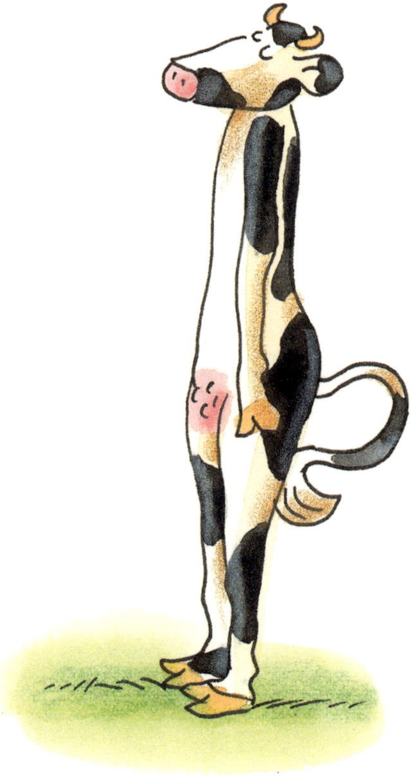

Sich ganz zurücknehmen

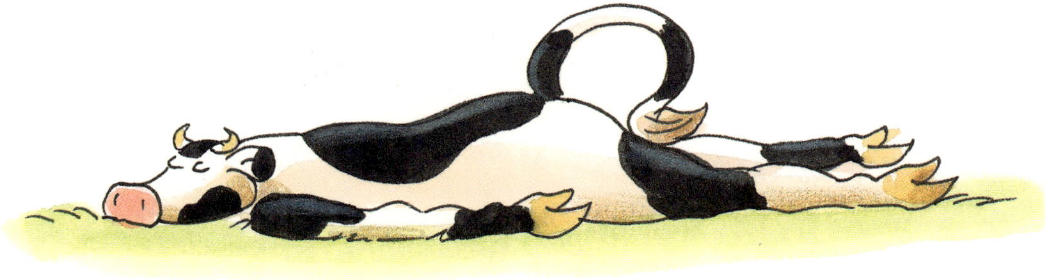

Sich der Kraft unterwerfen

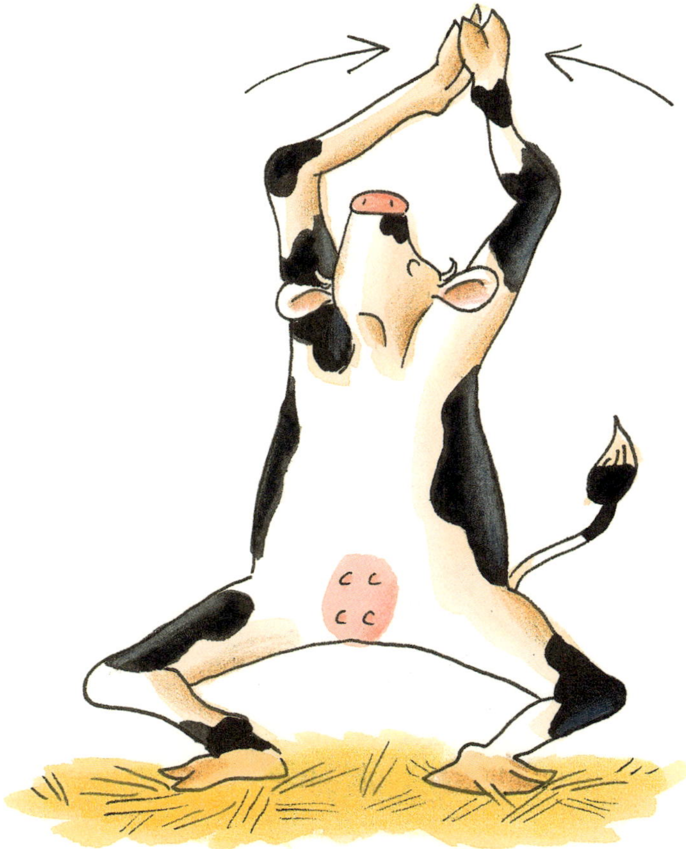

Die Stallfliege fangen

Entspannt auf die Weide

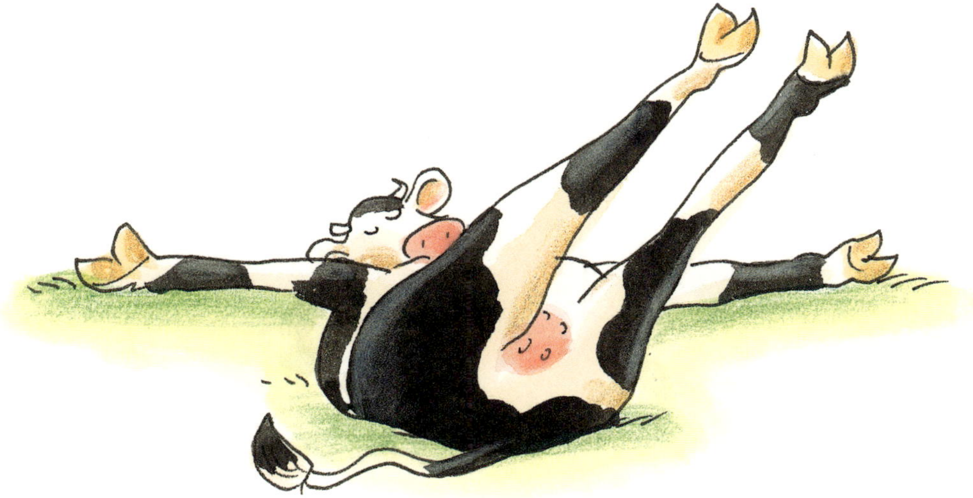

Die eigenen Träume zulassen

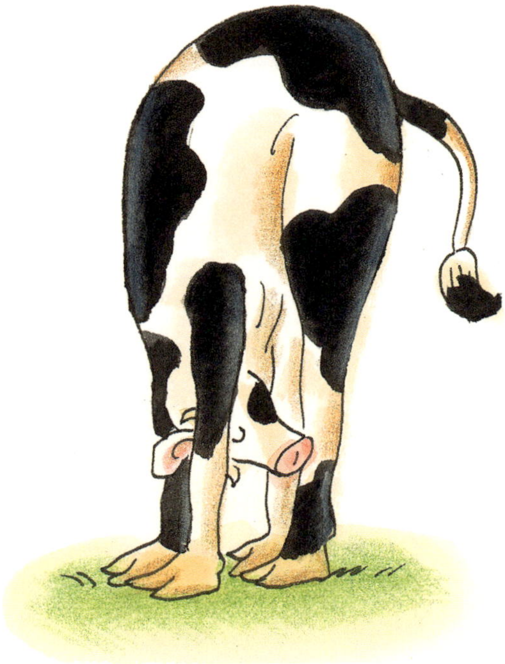

Das Alte hinter sich lassen

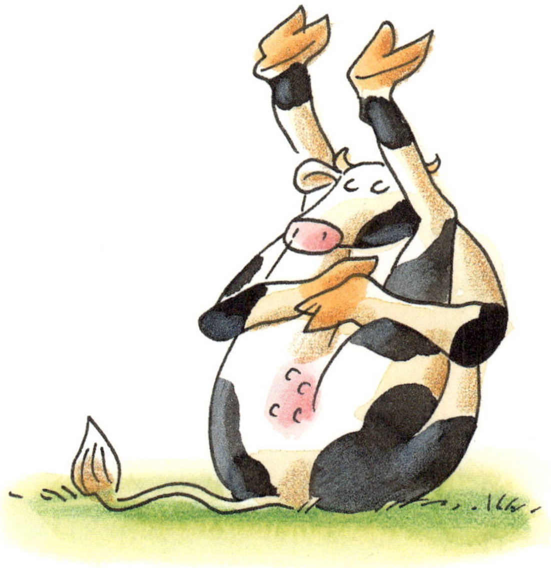

Das Euter beschützen

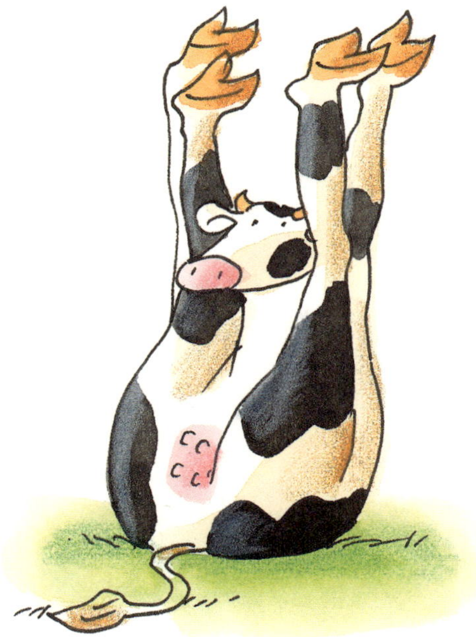

Dem Euter Freiheit geben

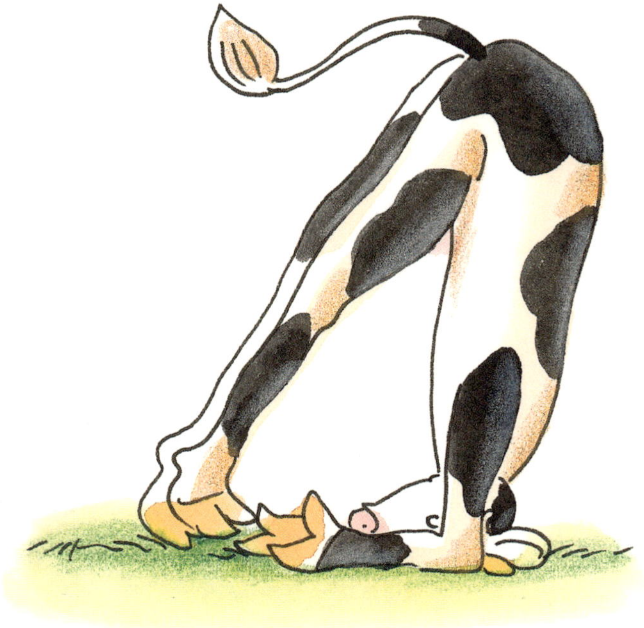

Der goldene Schnitt

Im Kamasutra schmökern

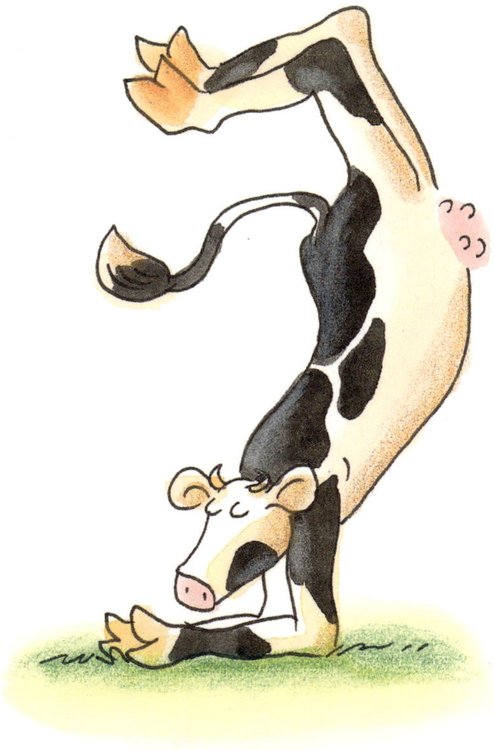

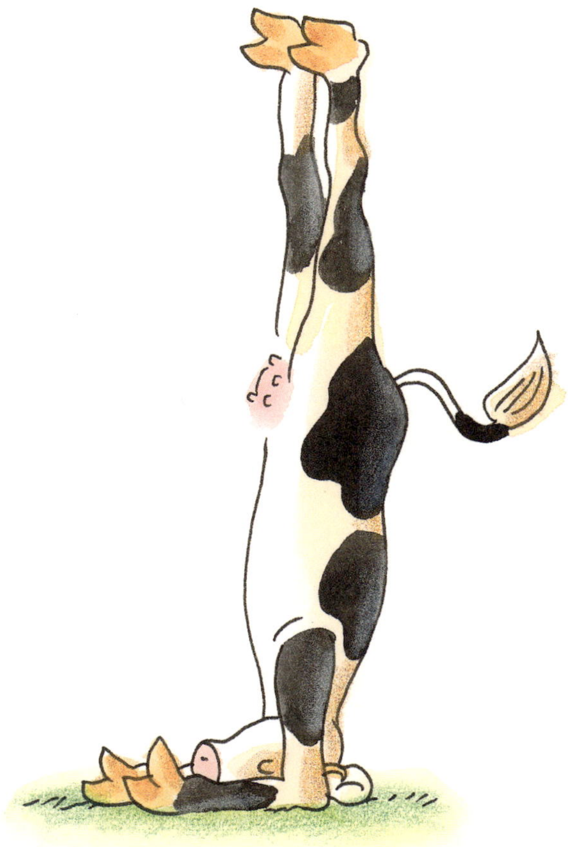

Ein Leselicht entzünden

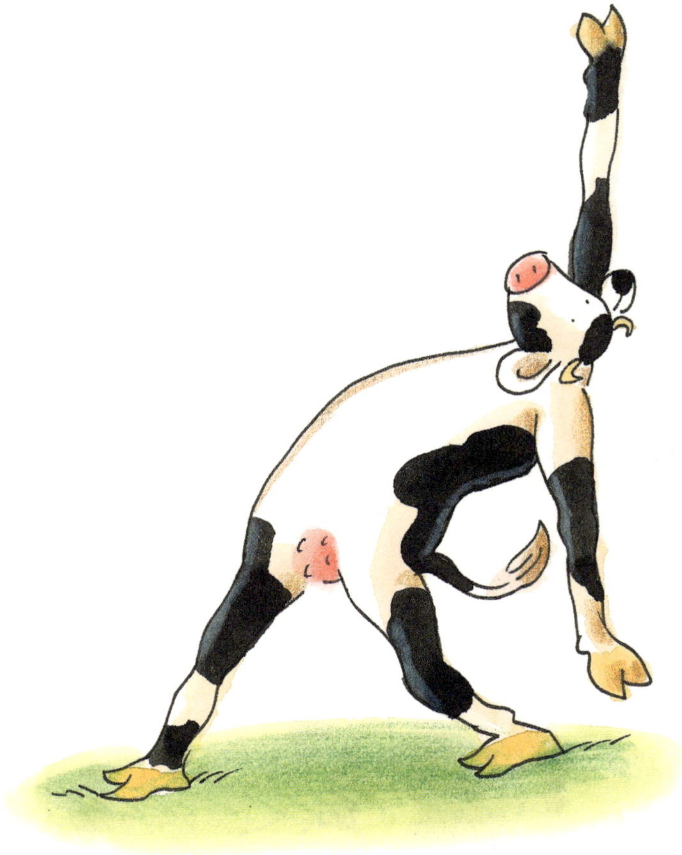

Den Rock'n Roll zulassen

Die Ruhe atmen

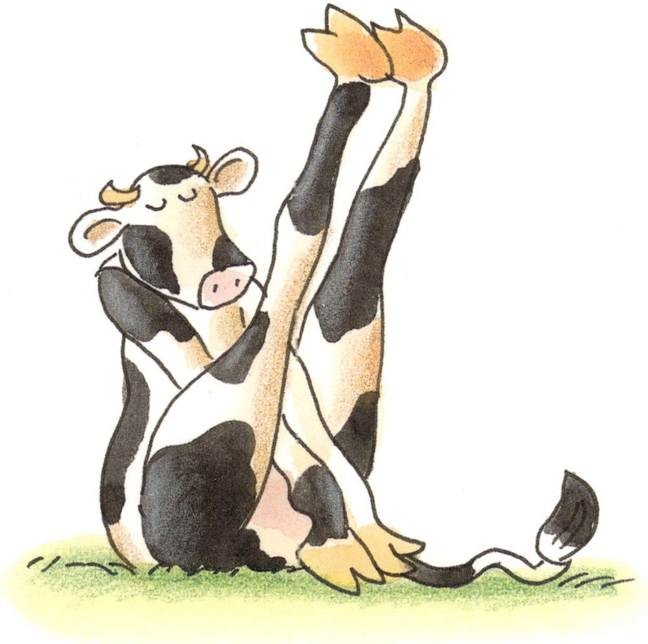

Die Verlegenheit ertragen

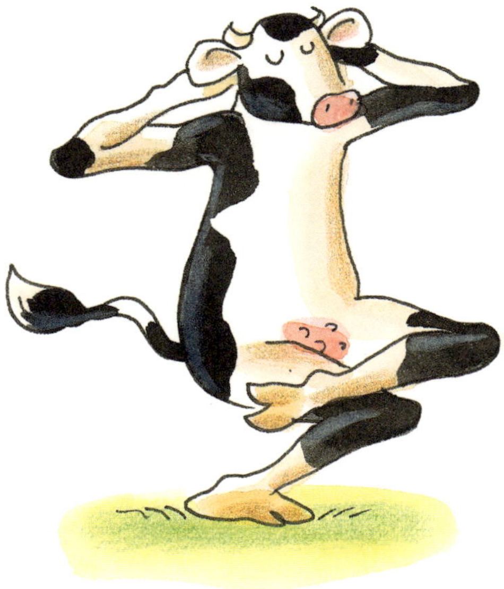

Die wachsende
Kleeblüte

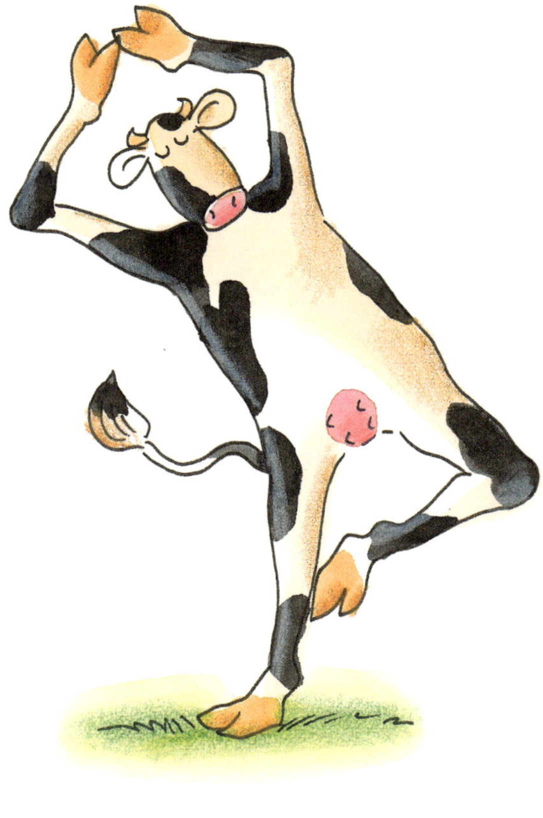

Dem Frieden zugeneigt sein

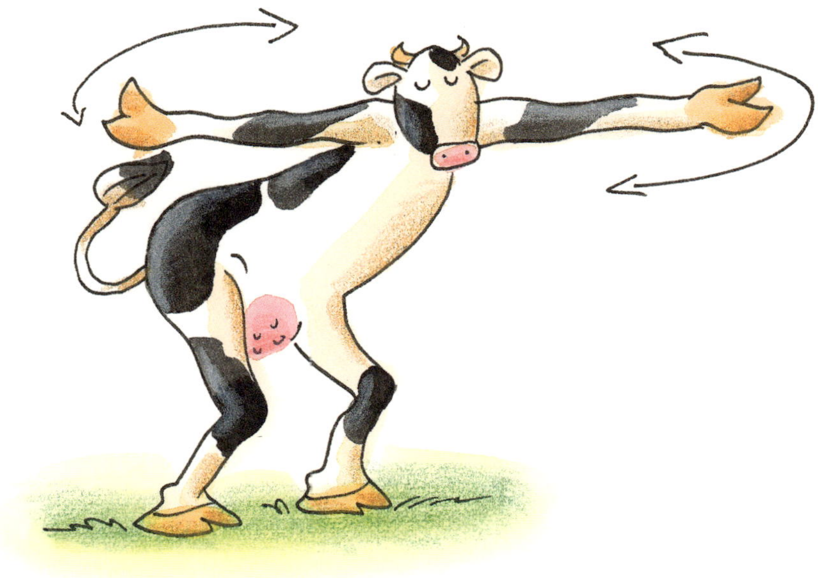

Die Energie spüren

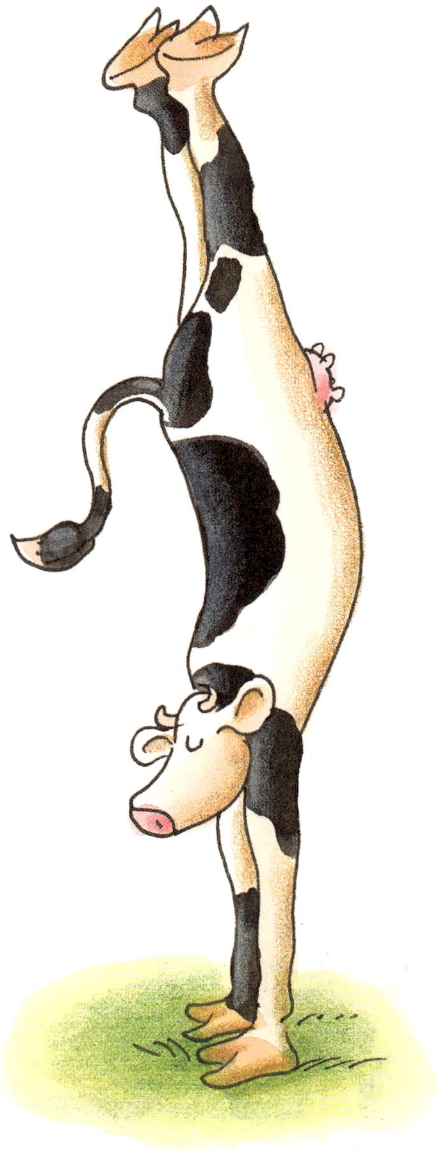

Das Signal empfangen

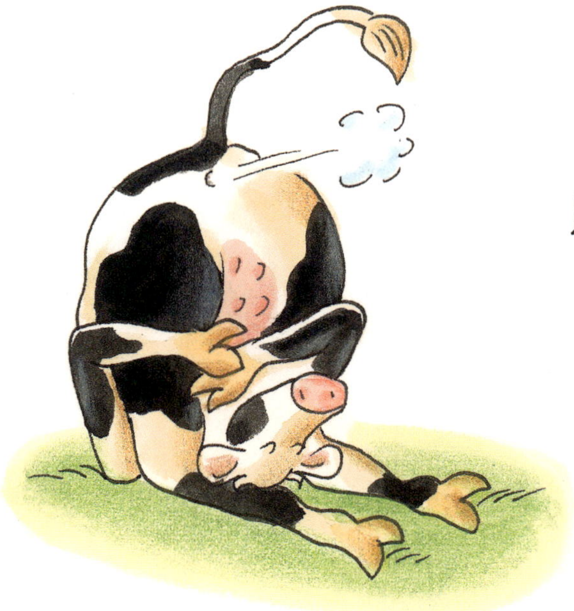

Die geschlossene
Pusteblume

Die sich öffnende
Pusteblume

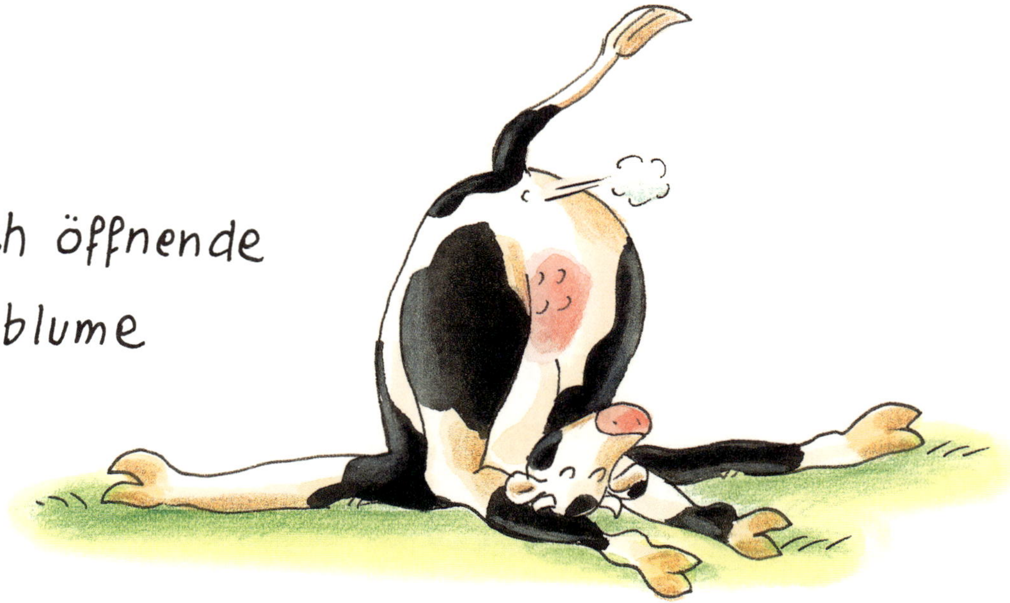

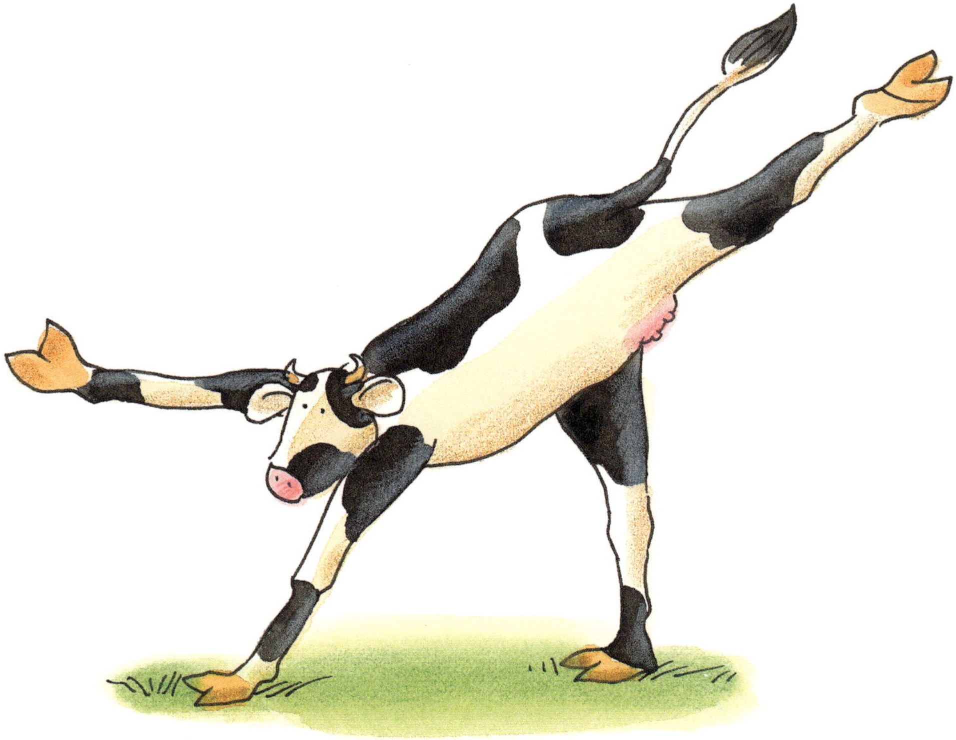

Anderen die Richtung weisen

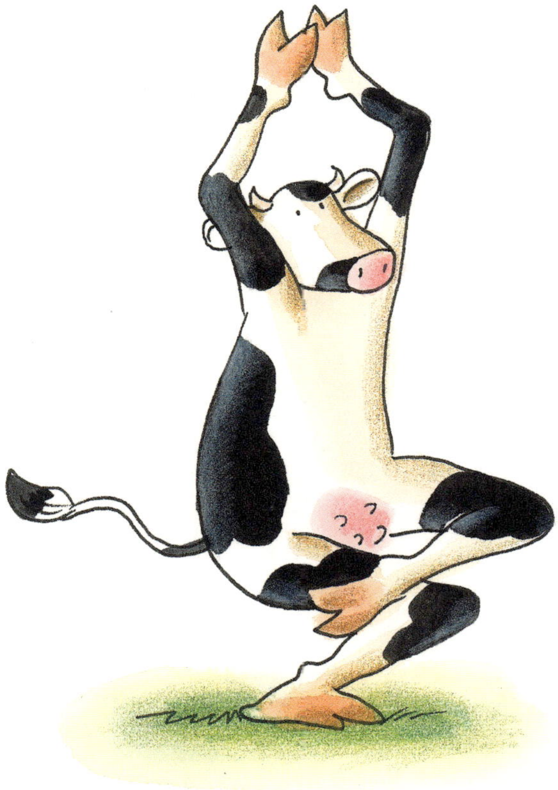

Sich selbst die Richtung weisen

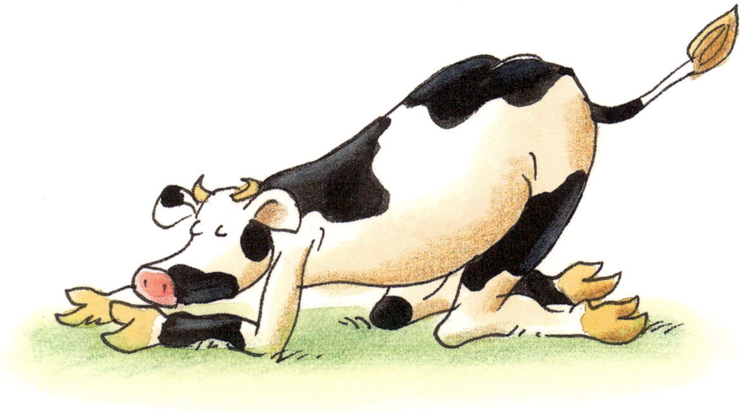

Kurzer Morgenspruch

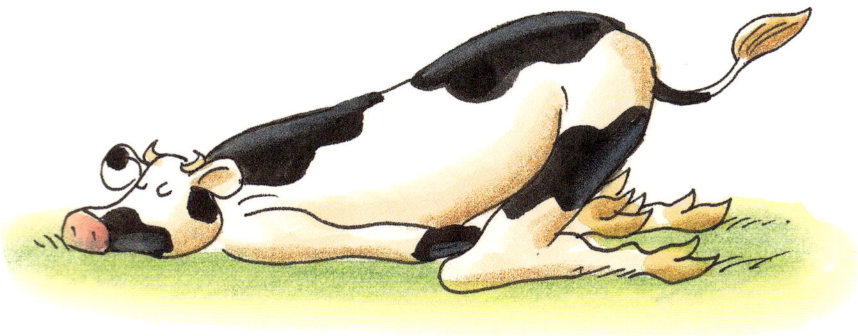

Langer Morgenspruch

Das Gute erwarten

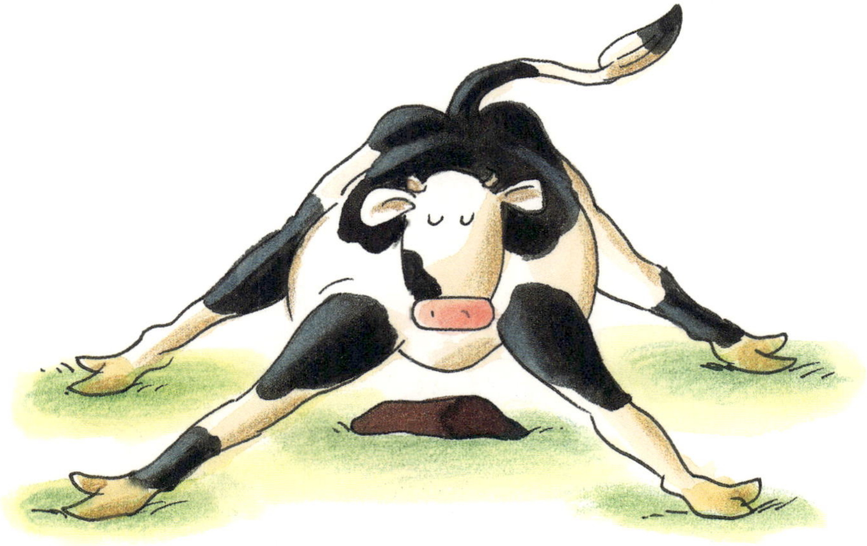

Dem Anderen eine Brücke bauen

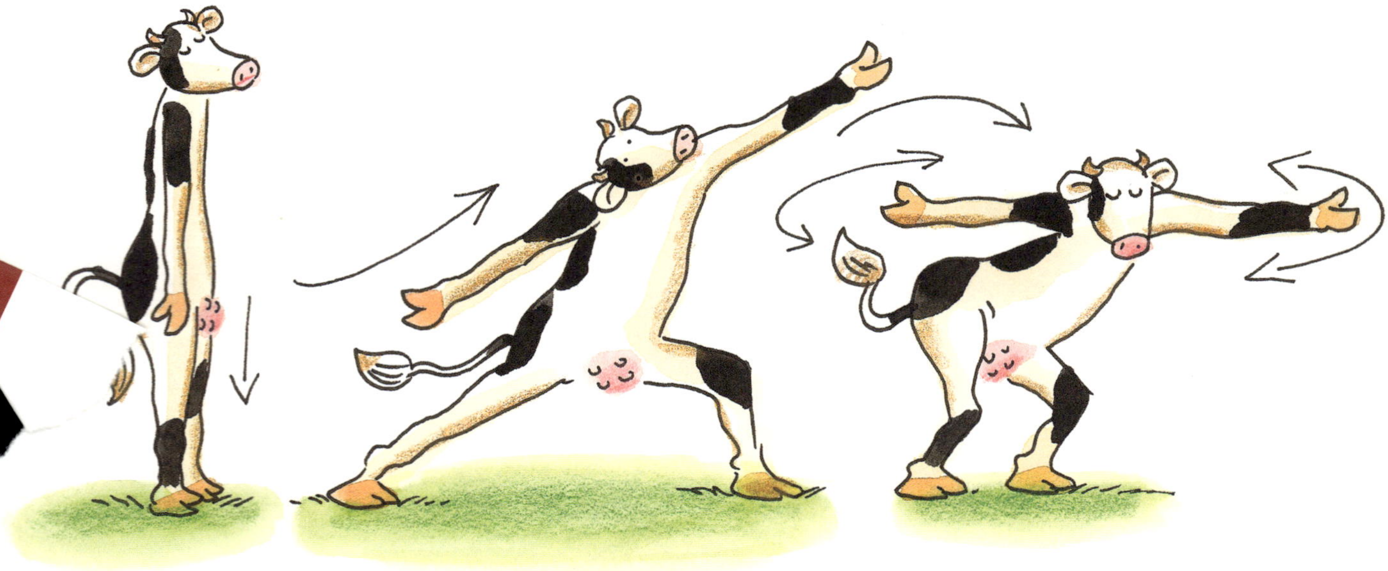

Aus der Haltung „Sich ganz zurücknehmen" „tun wir" den ersten Schritt", „spüren die Energie",

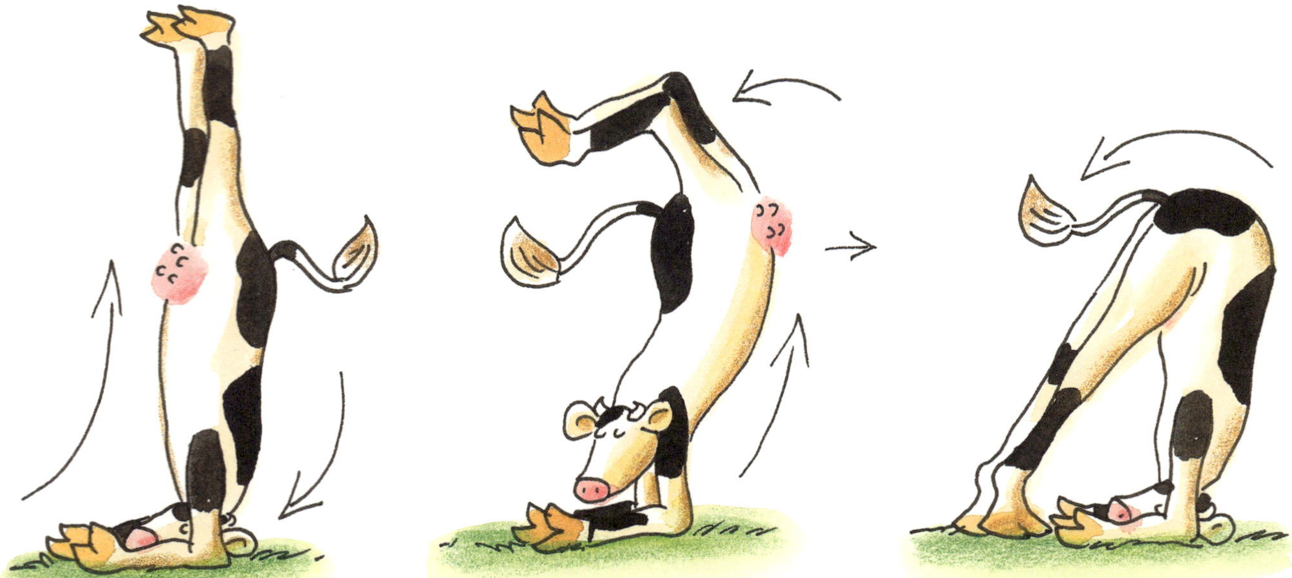

" entzünden ein Leselicht" und "schmöckern im Kamasutra." Über den "goldenen Schnitt"

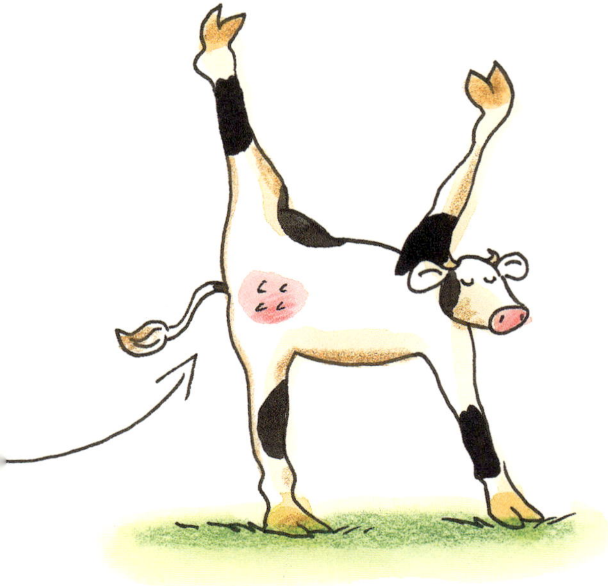

finden dann
"die eigene Mitte",

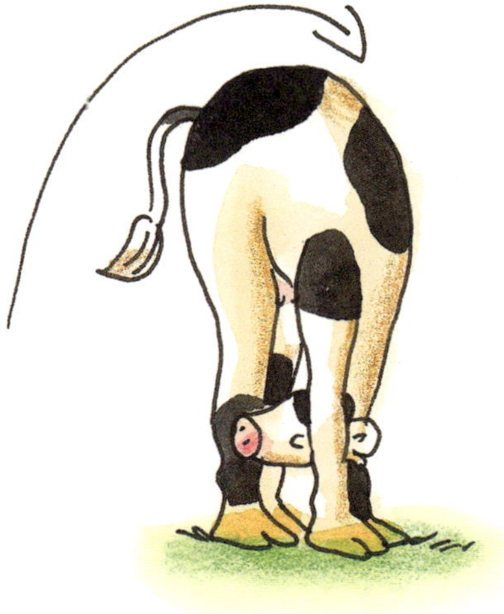

lassen "das Alte
hinter uns",

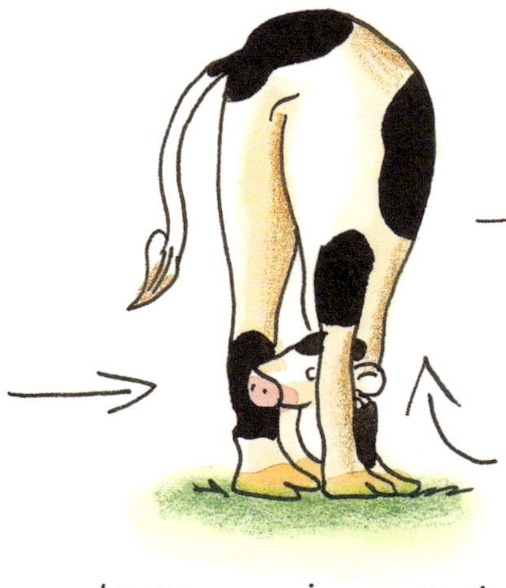

lassen wir wieder
"das Alte hinter uns",

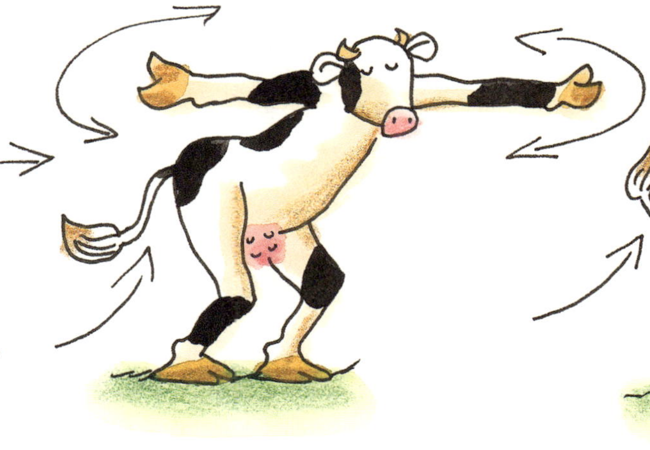

spüren erneut
"die Energie"

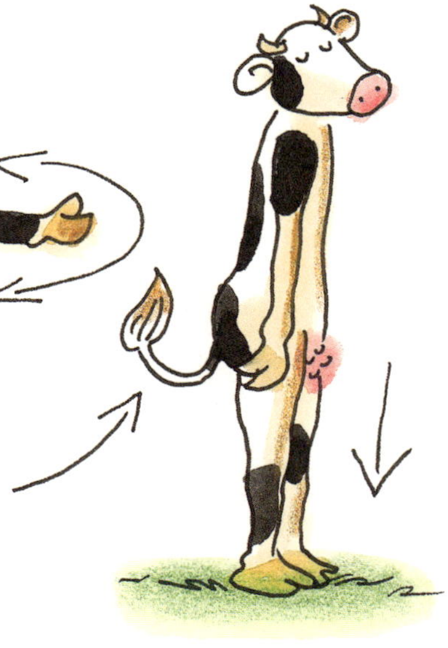

und nehmen uns
"wieder ganz zurück."

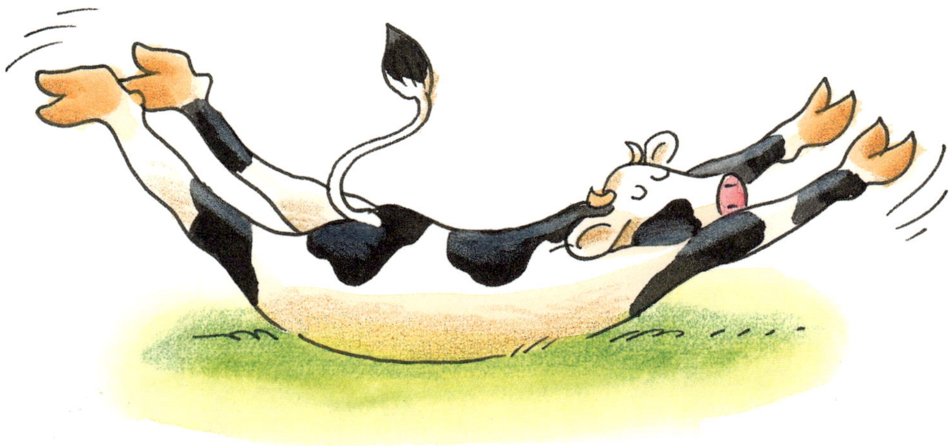

Das Gleichgewicht finden

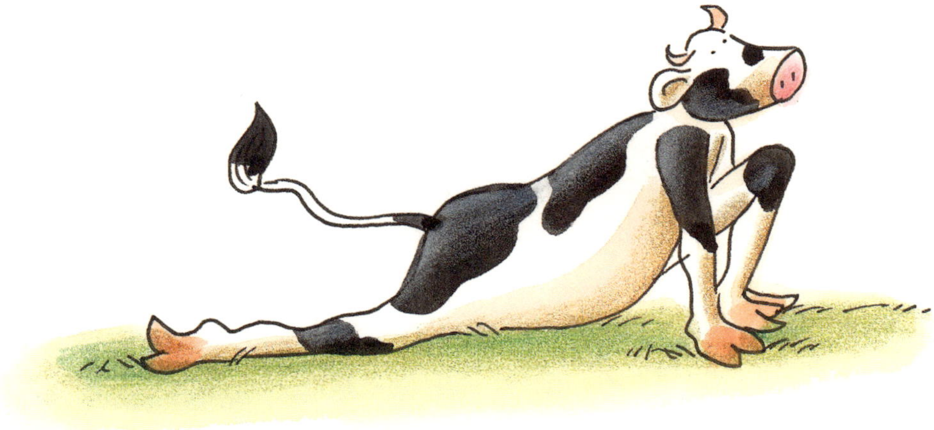

Bereit sein für den Tag

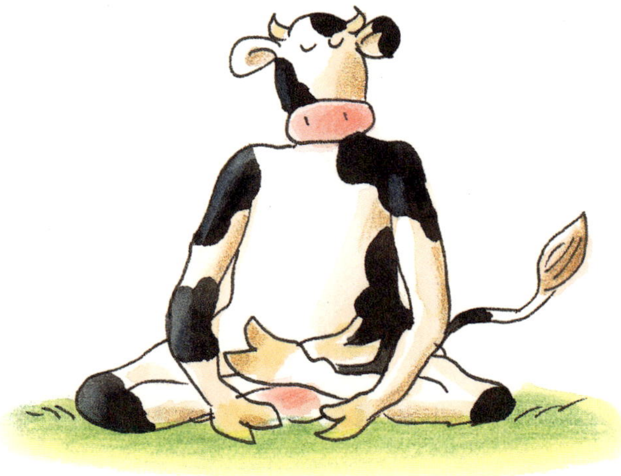

Das Gute erwarten

Die fünf Wiederkäuer

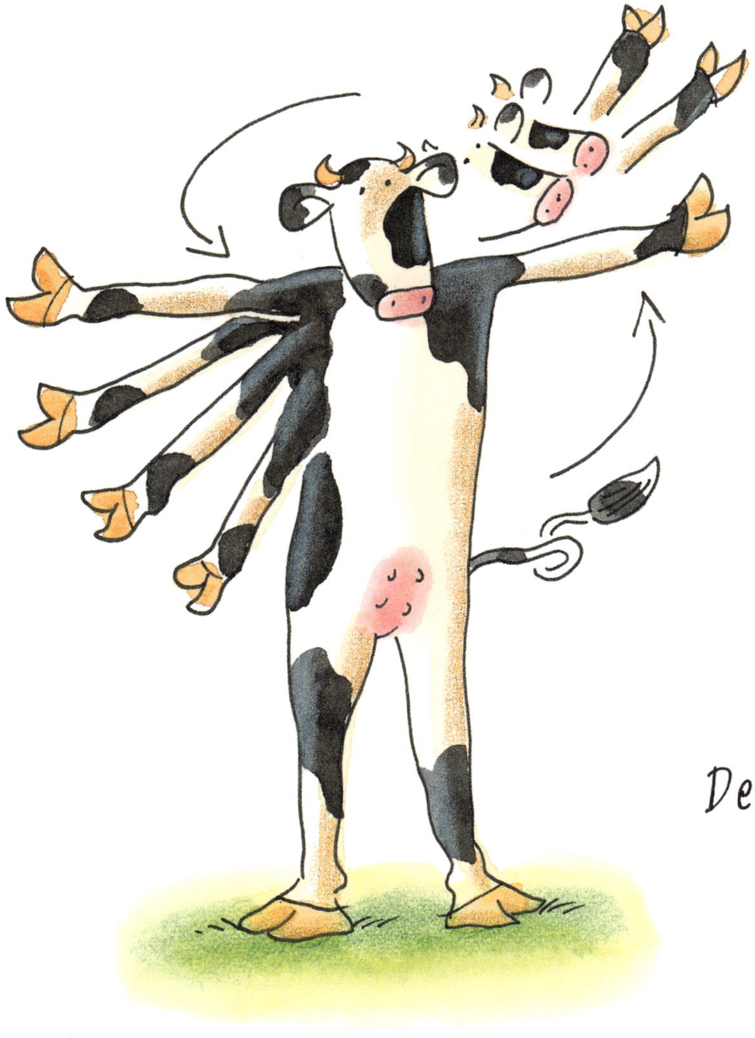

Der erste Wiederkäuer

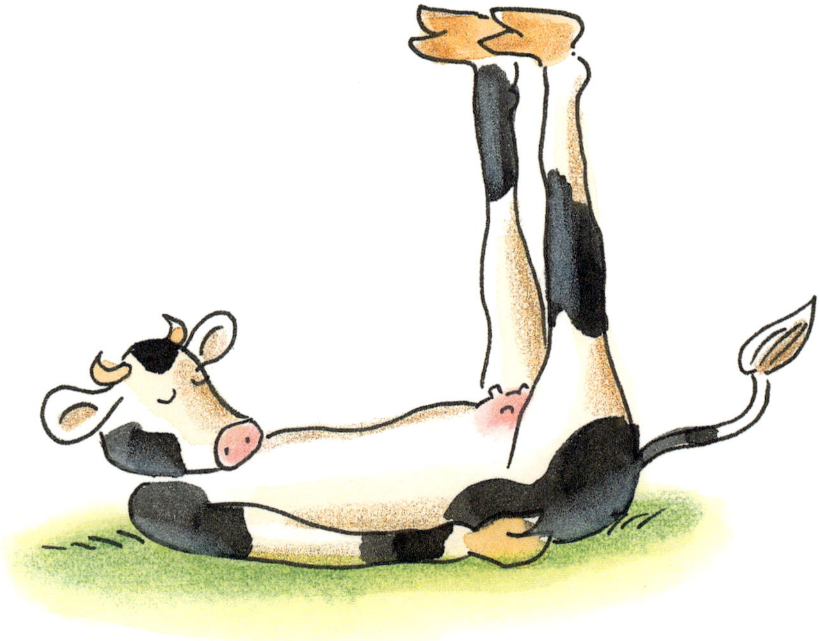

Der zweite Wiederkäuer

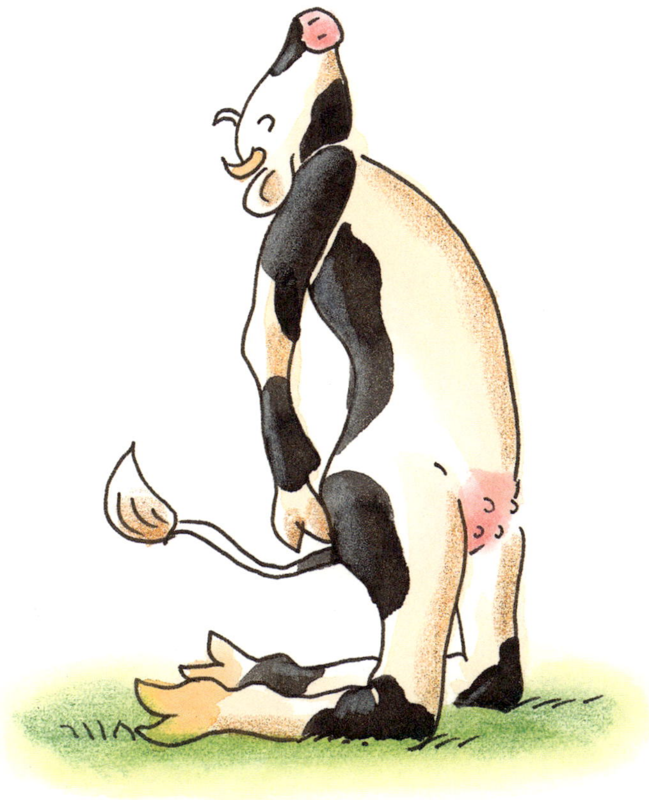

Der dritte Wiederkäuer

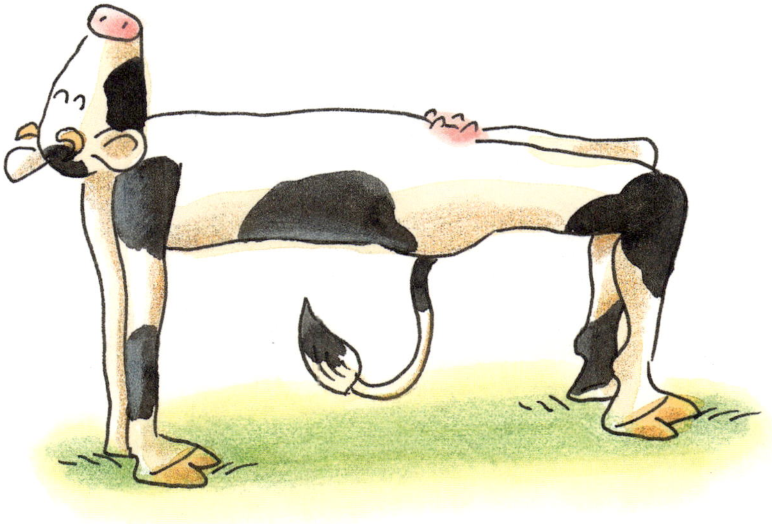

Der vierte Wiederkäuer

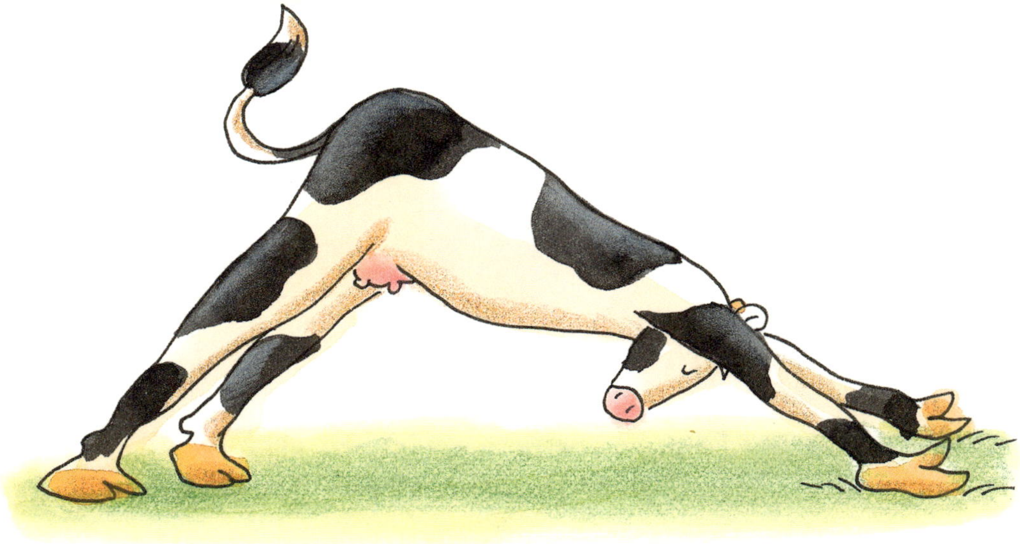

Der fünfte Wiederkäuer

Die eigenen Träume leben

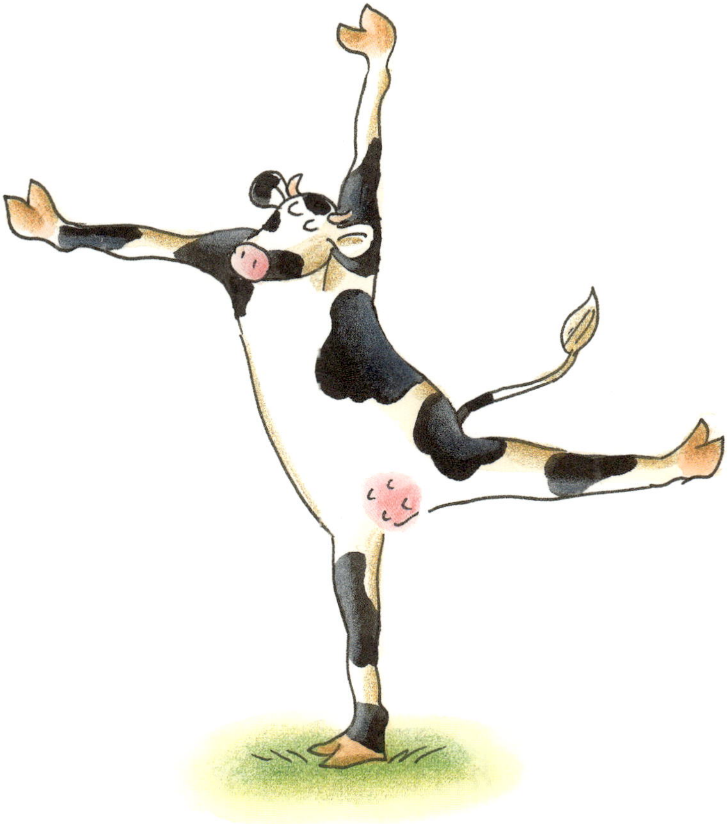

Die Freiheit annehmen

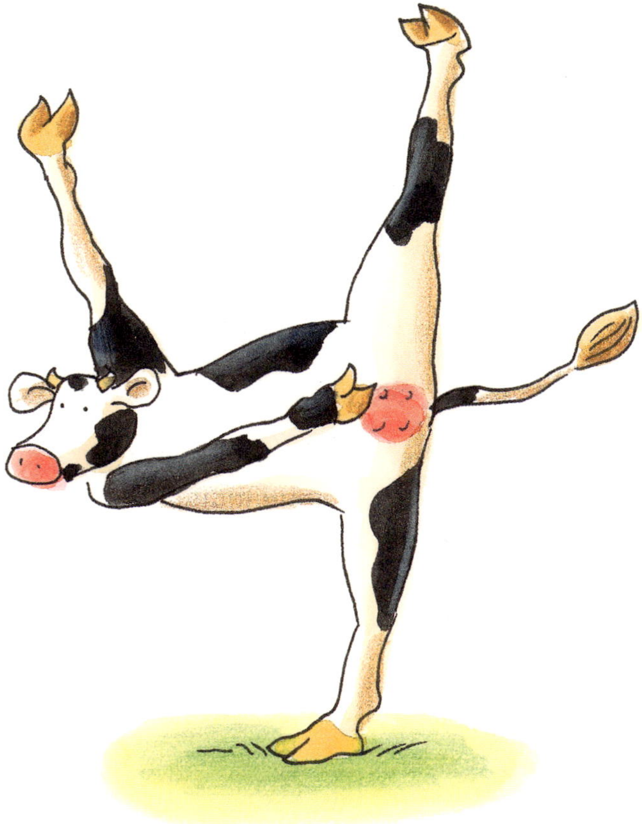

Die eigene Mitte suchen

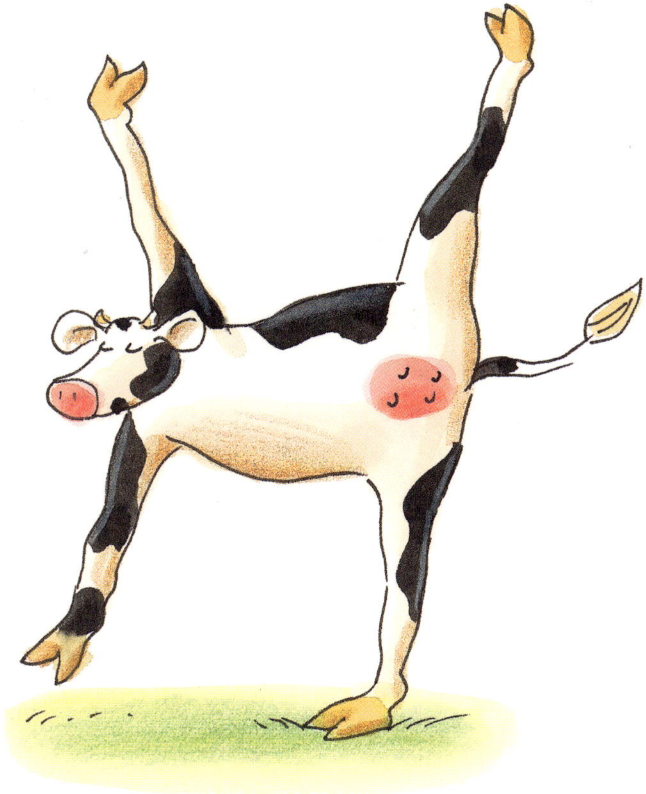

Die eigene Mitte finden

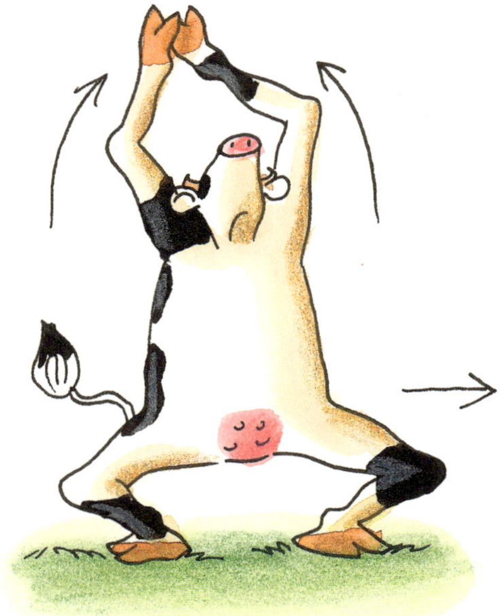

Wir "fangen die Stallfliege",

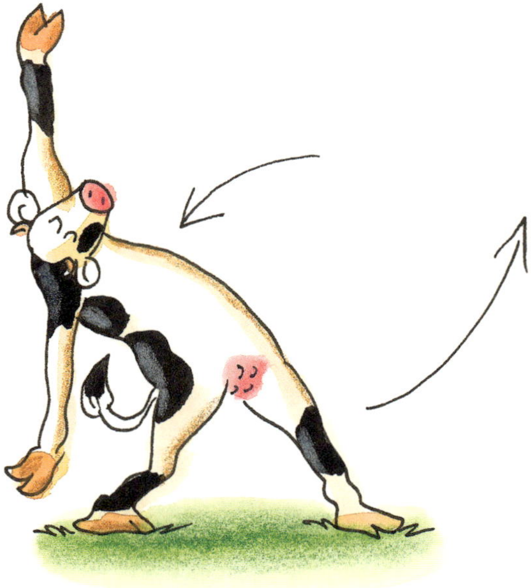

"lassen den Rock'n Roll zu",

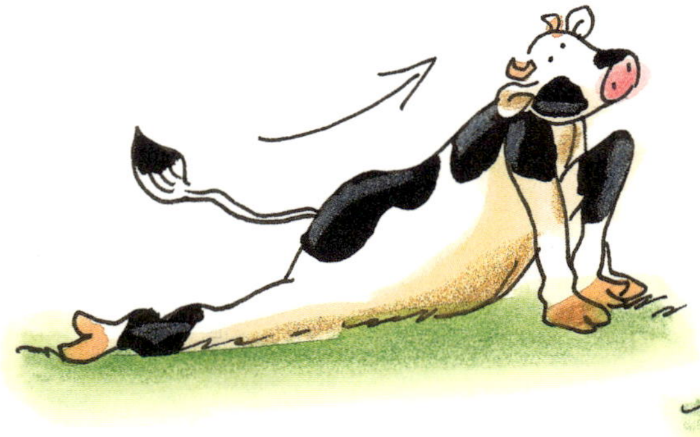

und sind "bereit für den Tag."

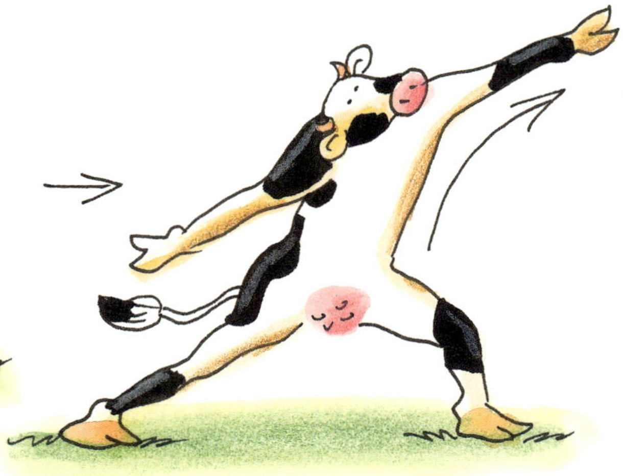

Dann tun wir "den ersten Schritt",

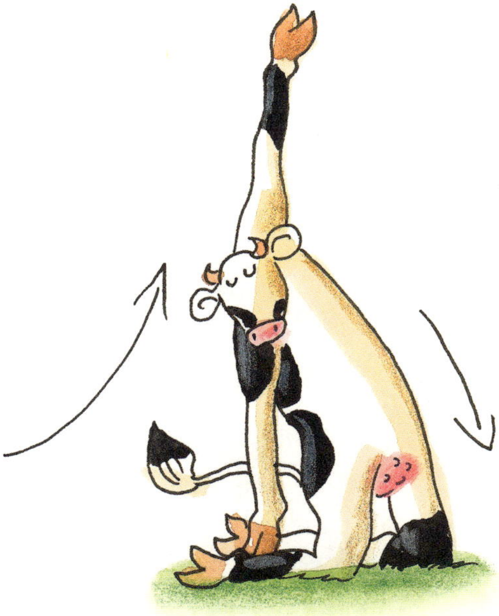

"verbinden Himmel und Erde",

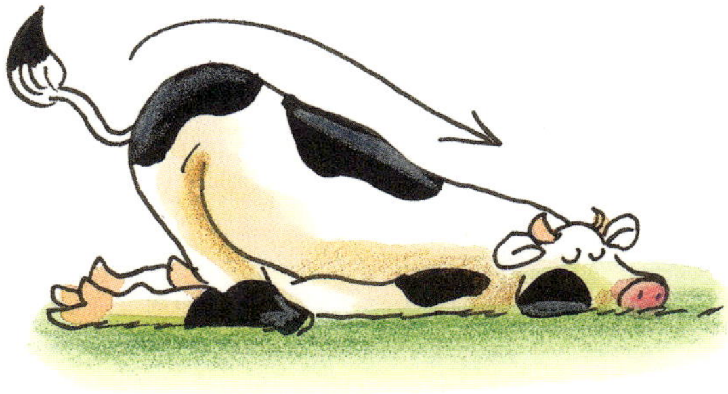

konzentrieren uns auf "den langen Morgenspruch"

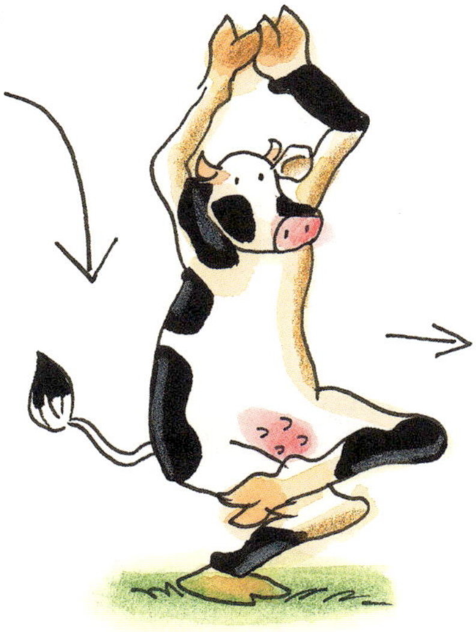

weisen "uns selbst die Richtung"

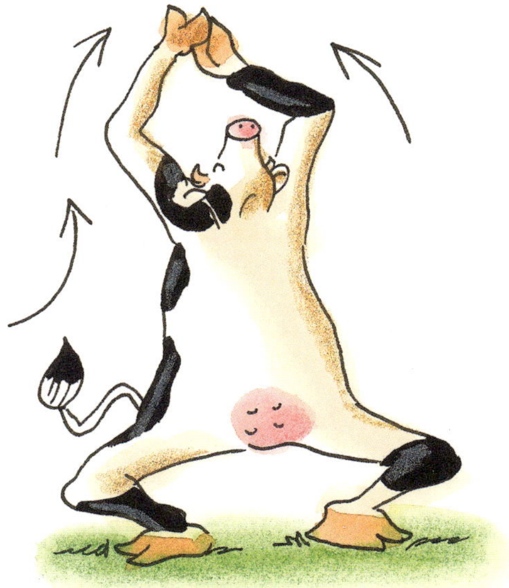

und fangen noch einmal "die Stallfliege"

Das Euter
entspannen

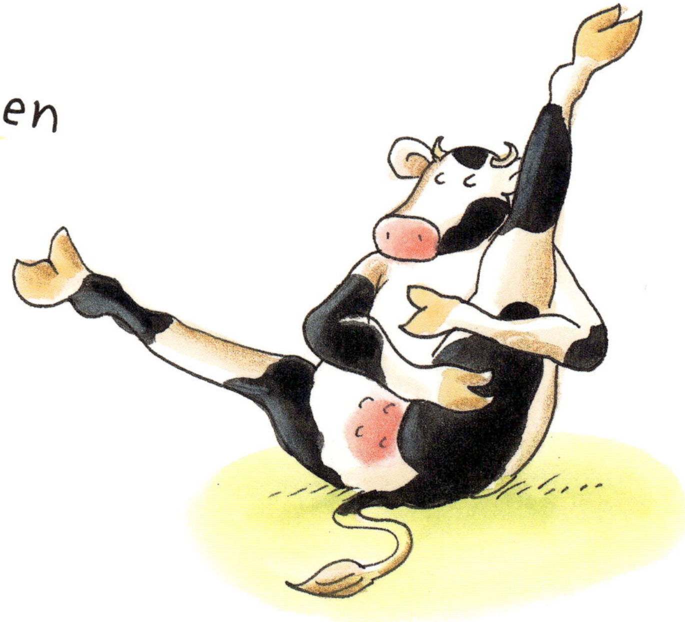

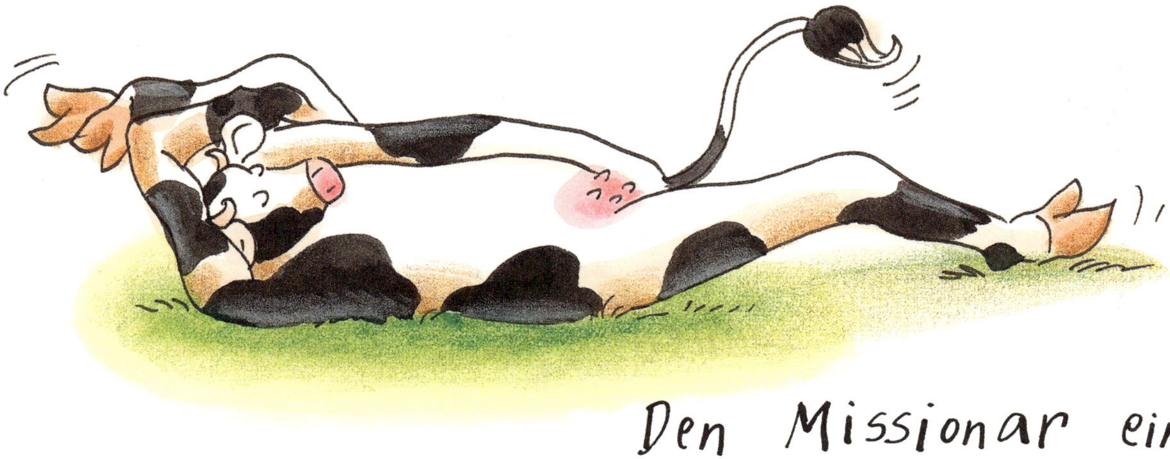

Den Missionar einladen

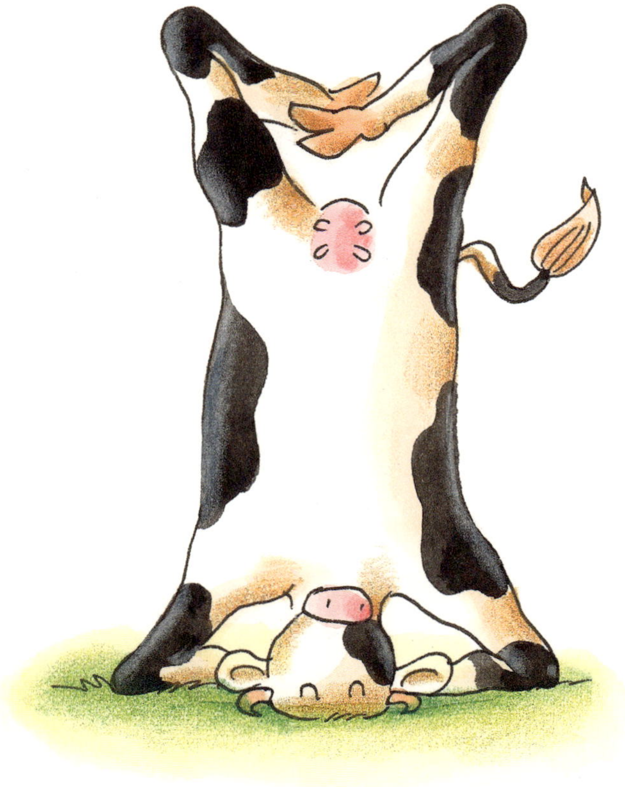

Das Sonnensegel

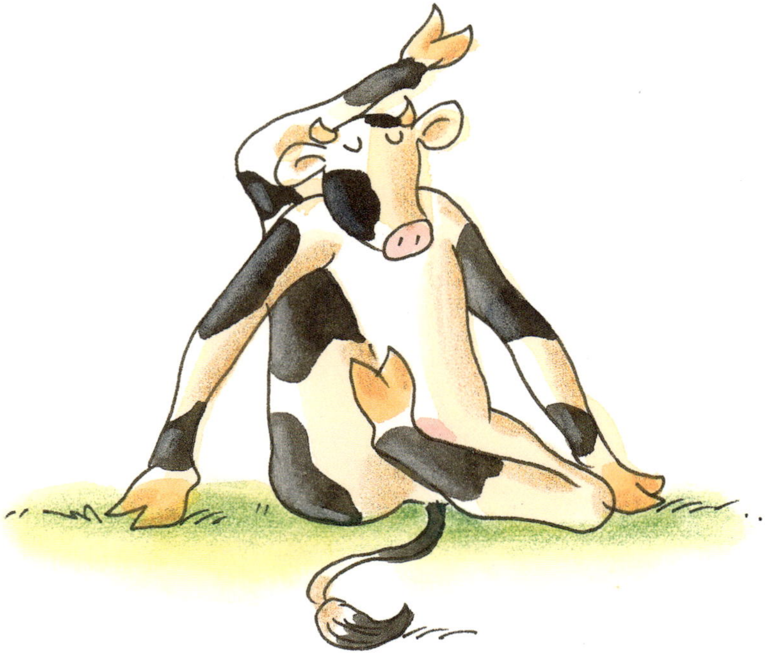

Die Ordnung suchen

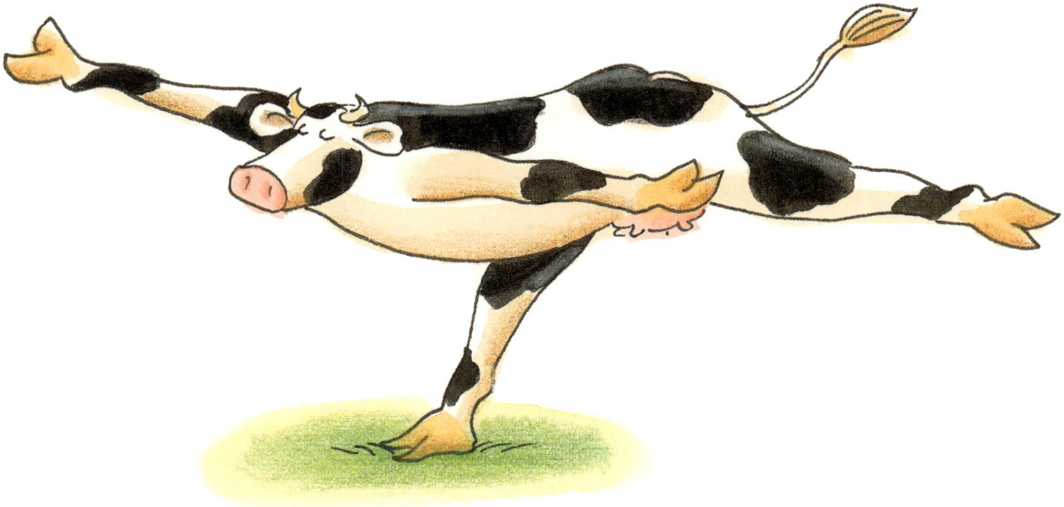

Das Loslassen lernen

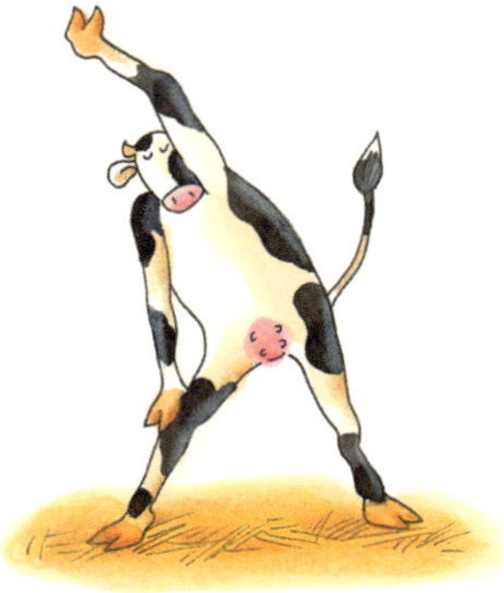
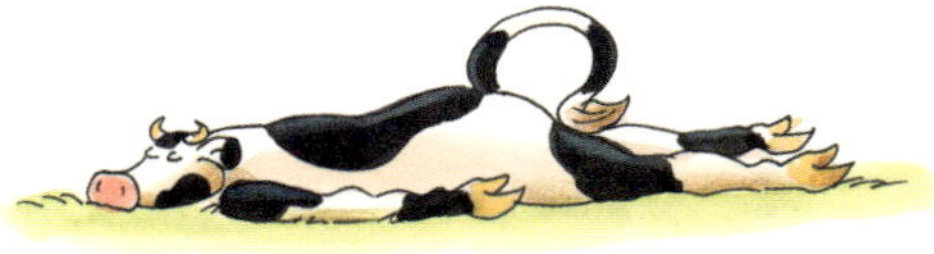
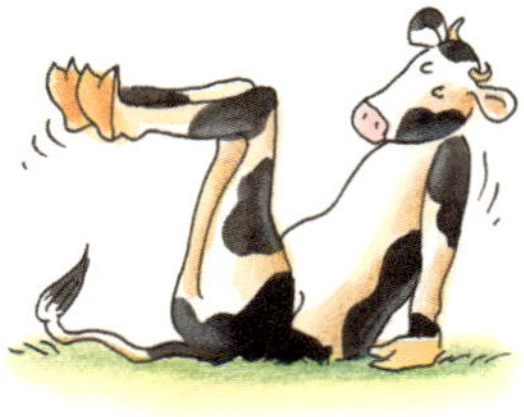
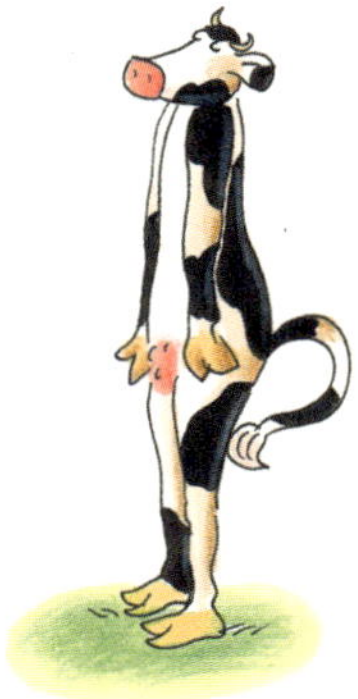
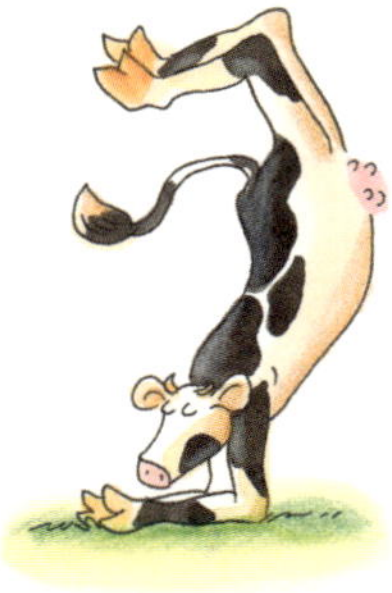
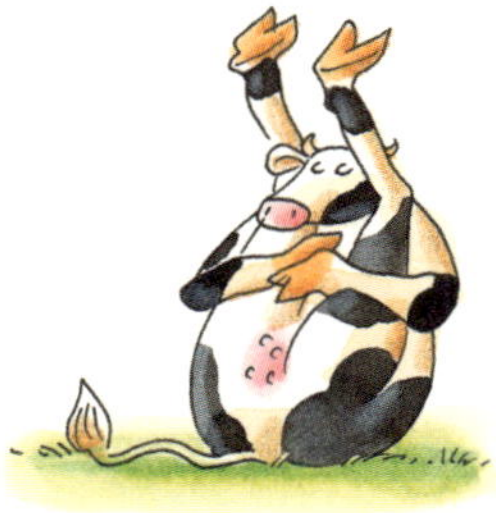
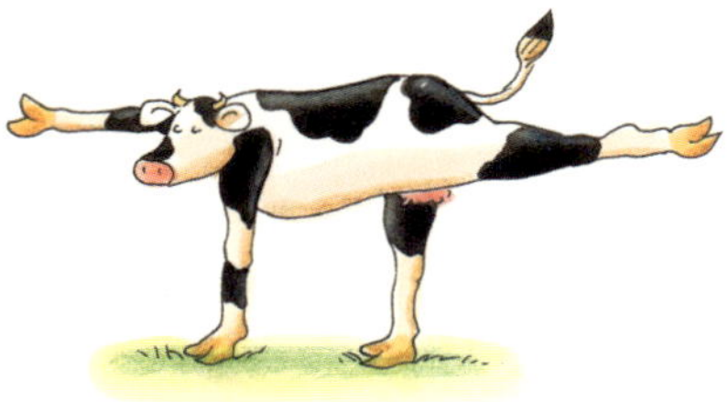
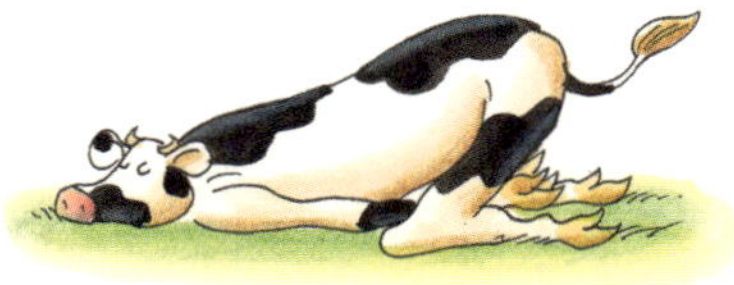